AF318210

LA PLEURÉSIE PURULENTE DU NOUVEAU-NÉ ET DU NOURRISSON

Par M. O. MACÉ.

La pleurésie purulente du nouveau-né et du nourrison est une affection dont l'étude est de date récente. Laissée de côté jusqu'à une époque assez avancée, puisque le premier ouvrage où nous trouvons qu'il en soit fait mention remonte à 1823, elle fut alors signalée successivement par Léger [1], par Denis [2], et par Berton [3]. Les premiers auteurs s'occupèrent d'abord d'un point de son étiologie et des caractères physiques de l'épanchement. Plus tard, il faut mentionner les travaux de Dugès [4], de Billard [5], de Baron [6], de Mignot [7], de Valleix [8], de Bricheteau [9], de Barrier [10], de M. Hervieux [11], de Bouchut [12]. Depuis, les publications se sont multipliées sur la pleurésie en général, et son étude, au point de vue qui nous occupe, a surtout été faite à l'étranger, en Allemagne, en Angleterre, en Amérique, où l'on étudie surtout le traitement de cette affection. En France, les observations publiées sur la pleurésie purulente du nouveau-né et du nourrisson sont restées rares. Qu'il nous suffise de signaler un certain nombre de noms que

[1] LÉGER, *Dans la pneumonie des enfants on ne trouve presque jamais d'inflammation concomitante de la plèvre.* Th. Paris, 1823, nº 46.

[2] DENIS, *Recherches d'anatomie, de physiologie et de pathologie sur plusieurs maladies du nouveau-né.* Commercy, 1826.

[3] BERTON, *La plèvre reste saine dans la pneumonie des enfants comme dans celle des vieillards.* Th. Paris, 1830, nº 114.

[4] DUGÈS, *Manuel d'Obstétriqae,* 1840, p. 350.

[5] BILLARD, *Traité des maladies des enfants nouveau-nes et à la mamelle,* 1837, 3ᵉ édit. p. 561.

[6] BARON, *De la pleurésie de l'enfance.* Th. Paris, 1841.

[7] MIGNOT, *Traité des maladies du premier âge.*

[8] VALLEIX, *Maladies des nouveau-nés.*

[9] BRICHETEAU, *Pleurésie purulente chez un enfant à la mamelle,* in *Bulletin de thérapeutique,* 1846, t. XXXI, p. 215.

[10] BARRIER, *Traité des maladies des enfants,* 1861, t. I, p. 332.

[11] HERVIEUX, *De la pleurésie des nouveau-nés. Gaz. des hôpitaux,* 1864, nº 19, p. 73.

[12] BOUCHUT, *Traité pratique des maladies des nouveau-nés, des enfants à la mamelle, et de la seconde enfance,* p. 394.

nous retrouverons dans le cours de ce travail, et auquel nous ajouterons encore. Ce sont ceux de Ziemssen (1862), de Henock (1868), de H. Vogel (1869), de Playfair (1871), de Rehn (1872), de Mackey (1875), de Geiza Paludi (1876), de Goodhart (1877), de Raynaud (1877), de Goschel (1878 et 1880), de Fonson (1878), de Loeb (1879), de Lévi (1879), de Hunt (1879), de Mugge (1881), de Lindner (1881), de Biedert (1882), d'Israel (1882), de Jacubasch (1883), de Schenker (1883), de Philipart (1883), de Bartels, de Baginsky, de Simmonds (1884), de Branthome (1884).

La pleurésie purulente est une affection rare chez le nouveau-né et le nourrisson, et les quelques observations publiées jusqu'en 1880-1885, en démontrent le peu de fréquence. Ce qui paraît établi, et qui l'était déjà en 1864, à la suite des remarques de M. Hervieux, c'est que la pleurésie purulente est plus fréquente chez le nouveau-né que la pleurésie séro-sanguinolente, et que la pleurésie sèche. Dans sa statistique portant sur 14 cas, M. Hervieux signale 7 cas de pleurésie purulente, la moitié de la totalité des pleurésies qu'il signalait à cet âge. Baron, dans sa thèse, reconnaissait ainsi cette fréquence de l'état purulent de l'épanchement, mais nous voyons surgir avec lui une distinction qui ne paraît pas reconnue par les autres auteurs. Baron déclarait que l'épanchement purulent était, chez les nourrissons de un mois à un an, plus fréquent que les autres variétés d'épanchement, et que, chez le nouveau-né, on rencontrait, de préférence, l'épanchement séro-sanguinolent. Nous pensons avec Dugès, avec M. Hervieux, et en nous appuyant sur nos observations, que la variété purulente est celle que l'on rencontre le plus souvent chez le nouveau-né, et, d'ailleurs, il est très probable que l'épanchement séro-sanguinolent, dont parle Baron, n'est qu'un épanchement destiné à devenir rapidement et franchement purulent, dans les quelques jours qui vont suivre.

Mais quelle est la cause de cette pleurésie purulente? C'est l'infection qui se traduit de deux façons, et nous pouvons établir une distinction dans les pleurésies purulentes d'après la date de leur apparition :

Chez le nouveau-né, c'est l'infection puerpérale qui a été dans la plupart des cas la source de cette infection pleurale et cette notion étiologique était surtout aisée à constater à l'époque où la fièvre puerpérale sévissait dans les maternités. Infection puerpérale qui se manifestait soit par une infection du parenchyme pulmonaire par contamination *in utero* et qui, dans les jours qui suivaient la naissance, se traduisait par une broncho-pneumonie (10 fois sur 14 cas, M. Hervieux), par un abcès du poumon correspondant à la plèvre malade (Hervieux, Goodhart [1]) et non ouvert dans cette cavité pleurale. La broncho-pneumonie peut, d'ailleurs, ne pas être d'origine puerpérale, et ses relations avec la pleurésie purulente ont été décrites différemment suivant les auteurs. Valleix, Dugès, déclaraient que toujours la pleurésie purulente était secondaire ainsi à des phénomènes d'engouement, d'hépatisation, de broncho-pneumonie, en un mot. A côté de la broncho-pneumonie, il faut citer la tuberculose pulmonaire (Papapanagiotu [2], Simonds [3]. Mais bientôt s'élevèrent des protestations sur la constance de la concomitance de lésions pulmonaires, et Bricheteau remarque que les cas sont nombreux où une phlegmasie pulmonaire ou une infiltration tuberculeuse du parenchyme pulmonaire ne s'accompagnent pas de phénomènes pleuraux, que la pleurésie purulente peut s'établir d'une façon primitive chez le nouveau-né et chez le nourrisson. C'est aussi l'opinion de Baron [6], de Mignot qui rapporte cinq cas sur 10 de pleurésie sans concomitance de lésions pulmonaires, de M. Hervieux [11] lui-même qui rapporte que, dans 3 cas sur 14, les poumons étaient sains, crépitaient normalement et ne présentaient pas de lésions macroscopiques. Dans nos observations, nous trouvons aussi 3 cas où il n'y a pas participation de phlegmasie pulmonaire. La pleurésie purulente peut donc être primitive, se manifester sans phénomènes pulmonaires prémonitoires. Dans ces cas à quoi est-elle due ? A une infection variable dans sa nature comme nous le verrons plus tard, qui se manifeste d'emblée sur la plèvre chez le nouveau-né et le nourrisson, comme elle peut le faire chez l'enfant et chez l'adulte, qui peut dater d'une contamination *in utero* par entrée de produits septiques au niveau de la muqueuse bronchique sans détermination locale, qui peut venir de la muqueuse intestinale, et qui paraît pouvoir être produite par une infection ombilicale. C'est alors la conséquence d'une infection généralisée. Ces causes sont notées par Baron, qui signale le ramollissement pultacé de la muqueuse stomacale sans autre lésion de l'intestin, par M. Hervieux qui note chez les enfants qui ne présentent pas de phénomènes pulmonaires des troubles de gastro-entérite accentuée, et par M. Brindeau (Obs. VI).

A côté de ces causes, il faut aussi admettre sans localisation

---

[1] GOODHART, *Guy's hospital Reports*, 1877.

[2] PAPAPANAGIOTU, *Etude de la pleurésie chez les nourrissons*, in *Arch. de méd. des enfants*, 1899, août, n° 8.

[3] SIMMONDS, *Das Empyem in Kindesalter und sein Behandlung in Deutsch. Arch. f. klin. Med.*, 1884, t. XXXIV, p. 538.

préalable sur un organe quelconque une infection qui se manifeste d'emblée sur la plèvre et qui vient expliquer, chez le nouveau-
né et le nourrisson, les cas qui, comme ceux de Mignot, ne s'accompagnent de lésions d'aucun organe. C'est que, dans ces cas,
nous avons probablement affaire (les recherches futures établiront
si notre hypothèse est justifiée) à des enfants petits et, pour les
nouveau-nés, encore moins résistants du fait de leurs ascendants
ou du fait de la longueur du travail. Et par longueur du travail,
nous ne voulons parler que des cas où le fœtus sans s'infecter
présente, après sa naissance, ces conditions de moindre vitalité
qu'il doit à la durée de la gêne circulatoire et aux compressions
de toutes sortes qu'il a subies. Chez le nourrisson, lorsque la nutri-
tion est entravée, les troubles intestinaux, les troubles généraux
appelleront la misère physiologique, et la cachexie. Si cet enfant
fait une pleurésie, il sera dans les conditions voulues pour que
cette pleurésie soit purulente d'emblée, ou le devienne immédia-
tement.

Anatomie-pathologique. Les caractères macroscopiques du pus
sont les suivants : le pus occupe toujours la grande cavité pleurale, cela résulte de nos observations, M. Hervieux le signalait
aussi. « La maladie n'a pas de tendance à se localiser, elle est
trop courte pour permettre aux fausses membranes de s'organiser,
et d'emprisonner, comme dans un kyste, une certaine quantité de
liquide. » Cependant le pus a un siège de prédilection, entre la
plèvre et le péricarde, c'est là où il est le plus abondant et où
l'on rencontre les fausses membranes en plus grande accumu-
lation.

Le pus, jaune, verdâtre, crémeux dans quelques cas, séro-purulent dans d'autres, renferme, en général, des fausses membranes,
qui sont soit libres et flottantes, comme nuageuses, dans la masse
liquide, et présentent alors une minceur extrême, soit attachées
aux parois pendantes, à la façon de stalactites dans la cavité
pleurale. Elles forment par leur association une couche albu-
mineuse qui, dans certains points, recouvrent d'une coque
d'épaisseur variable la paroi de la cavité. La consistance de ces
fausses membranes libres ou pariétales est très petite, elles se
laissent très aisément déchirer et détacher des parois, et plongées
dans l'eau, elles apparaissent comme un feutrage très fin, plutôt
que comme une membrane réelle et dépourvue de consistance.

La couleur du pus est, avons-nous dit, jaunâtre, verdâtre, vert
et quelquefois plus ou moins rougeâtre. Il ne présente pas d'odeur
dans ces divers cas constatés, sauf deux cas de Vogel [1] ou il

était fétide. Sa quantité est très variable, comme le prouvent les observations suivantes.

Baron avait donné des chiffres pour mesurer la capacité pleurale à différents âges. Nous ne croyons pas qu'il faille les admettre sans réserves. Il admettait que, chez un enfant nouveau-né de quelques jours, chaque cavité pleurale pouvait contenir environ 30 à 60 grammes d'eau ; que, chez les nourrissons qui approchent d'un mois, cette quantité pourrait s'élever à 80, à 100 grammes. Les recherches auxquelles nous nous sommes livrées prouvent que cette quantité n'est pas régie d'une façon aussi mathématique.

Dans les observations que nous avons lues, et pour n'en citer que quelques-unes, nous trouvons les quantités suivantes : 70 grammes chez un enfant de sept mois (Lindner) [2]. Une autre intervention, entreprise à quelques jours de la première, chez le même enfant, permet l'écoulement d'une quantité de 500 grammes ; chez des enfants d'un an, 50 grammes (Baginsky) [3] ; 70 grammes (Schenker) [4] ; 250 grammes (Rehn) [5] ; 5 onces (Hunt) [6] ; à seize mois, 300 grammes (E. Martin) [7] ; à vingt mois, 500 grammes (Rehn).

La lecture des observations suivantes, prises dans le service du Pr Budin, à l'hôpital de la Charité, à la Maternité ou à la Clinique Tarnier, est intéressante au point de vue qui nous occupe maintenant [8].

OBSERVATION I

Th... René, 22 jours (2 avril 1892). — Emaciation extrême. — Type d'atrepsie. — Pleurésie purulente. — Autopsie.

Dans la plèvre droite, il existe *une cuiller à bouche* de liquide franchement purulent. De fausses membranes infiltrées de pus recouvrent le

---

[1] VOGEL, *Ueber eine neue Methode zur Entleerung des Eiters nach. der Thoracentese, in Berl. kl. Wochenschrift*, 1869, n° 46.

[2] LINDNER, *Die Behandlung des frischen Empyems bei Kindern. Jahrb. f. Kinderheilkunde*, Bd. 17. S. 213.

[3] BAGINSKY, *Pratische Beiträge z. Kinderheilkunde. Tübingen*, 1880.

[4] SCHENKER, *Zutrag zur operativen Behandlung pleuritischer Exsudate bei Kindern*. 1883, t. XXX, p. 99.

[5] REHN, *Zur Casuistik der pleuritischer Exsudate in Kindesalter und deren, operativen Behandlung. Jahrbuch f. Kinderheilkunde*, 1872, Bd v. S. 199.

[6] HUNT, *Empyema in an infant aged thirten months, cured by aspiration, in the Lancet*, 1879, 25 octobre, p. 612.

[7] E. MARTIN, *Quelques mots sur le traitement de la pleurésie purulente chez les enfants, in Revue médicale de la Suisse normande*, 1892, 12e année, n° 1, p. 46.

[8] Nous remercions nos camarades Legry et Brindeau des observations qu'ils ont pu nous communiquer.

diaphragme de ce côté, tout le lobe inférieur, et la moitié du lobe moyen. L'examen du pus et des fausses membranes permet de déceler la présence du streptocoque.

Rien au poumon du côté de la pleurésie. Le poumon gauche est très congestionné à la base et sur le bord postérieur. Le foie est très foncé. La rate, les reins, le cerveau, ne présentent rien de spécial à noter.

OBSERVATION II

Bér... Marcel, 11 jours. — Broncho-pneumouie. — Pleurésie purulente. — Autopsie le 27 octobre 1896.

Dans la plaie gauche, il existe *une cuiller à bouche* environ de pus. Le poumon est adhérent au diaphragme. Il existe des fausses membranes fibrineuses à la partie inférieure du poumon. Ce poumon est rouge et dur et contient à la coupe de petits abcès. Le poumon gauche présente aussi en différents points de petits abcès. Le cœur est le siège au niveau de la valvule mitrale d'une endocardite végétante. Le foie un peu mou ne paraît pas contenir d'abcès. Les reins paraissent normaux. L'examen microscopique permet de déceler la présence, dans le pus, du streptocoque pyogène.

OBSERVATION III

Ra... Maurice, 4 mois et demi. — Broncho-pneumonie. — Pleurésie purulente. — Autopsie le 18 avril 1897.

Le lobe inférieur du poumon gauche est complètement hépatisé. Fausses membranes très minces à la surface de ce poumon. *Une cuiller à café* environ de pus épais dans la plèvre gauche. Rien du côté de la cavité pleurale droite ni du côté du poumon. Rien à noter du côté du cœur. Foie pâle, gras, avec dégénérescence graisseuse très avancée. Rate d'apparence normale. Reins pâles et gros. Rien dans la boîte cranienne.

L'examen du pus a permis de déceler la présence du pneumocoque de Talamon et Fraenkel.

OBSERVATION IV

Dét... Germaine, 2 mois. — Gueule de loup. — Pleuro-pneumonie. — Autopsie le 27 avril 1897.

...Dans la plèvre droite on trouve environ 20 *grammes* d'un liquide très purulent. La totalité du poumon droit est recouverte par des fausses membranes jaunâtres dont l'épaisseur varie de 1 à 2 millimètres. Au-dessous, le parenchyme est condensé, en état d'hépatisation grise. Du côté gauche, congestion du bord postérieur du poumon... Le foie est volumineux, de consistance élastique. Sur la coupe, zones grisâtres à reflets translucides donnant l'apparence de foie syphilitique. Rate extrêmement volumineuse, elle pèse 55 grammes; il y a un peu de périsplénite. Les reins sont pâles, évidemment dégénérés et gras. Rien à noter dans l'intestin.

OBSERVATION V

Jout... Germain, 5 mois et demi. — Pneumonie. — Pleurésie purulente. —
Autopsie, janvier 1898.

Pleurésie purulente du côté gauche. Une cuiller à soupe environ de
pus dans cette plèvre. Fausses membranes à la surfece du poumon et
sur la plèvre pariétale. Le poumon gauche est en état de carnisation.
Sur le poumon droit, on trouve un foyer d'hépatisation rouge du volume
d'une grosse noisette. Le foie et les reins sont pâles et gras. Rien à noter
du côté de la veine ombilicale.

OBSERVATION VI

Bouv... — Autopsie le.. février 1899. — Pleurésie purulente.

La plèvre droite est complètement distendue par du liquide séro-purulent, *un verre à Bordeaux environ.* Dans ce liquide flottent des débris
fibrineux. Toute la plèvre est tapissée par un enduit crémeux. Le poumon
est ratatiné le long de la colonne vertébrale. La cavité pleurale gauche
et la cavité péricardique ne contiennent pas de liquide. Le poumon
droit est recouvert de fausses membranes, il est complètement privé
d'air comme un poumon fœtal. A la coupe on ne trouve pas d'abcès.
Au niveau du bord costo-diaphragmatique, il existe un petit abcès du
volume d'un pois qui fait saillie sous la plaie. La cicatrice ombilicale
contient une petite quantité de muco-pus, la face péritonéale de la région
ombilicale est très vascularisée, la veine ombilicale ne contient pas de
pus.

Le poumon gauche est fortement congestionné au niveau de son bord
postérieur. A la coupe, on constate qu'à ce niveau il existe un assez
grand nombre de petits abcès dont le plus volumineux a la grosseur
d'un petit pois. Les fosses nasales contiennent du pus, on ne constate
rien du côté des os du nez.

OBSERVATION VII

Bouch..., née le 18 août 1899 après une période d'expulsion d'une
demi-heure de durée. La mère ne présentait pas de température.
Histoire clinique. — Dans la journée qui suit la naissance, l'enfant
vomit des mucosités sanguinolentes. Il reste pâle, et même un peu
gris. Sa température est normale. Diminution de 100 grammes sur son
poids initial.

Le 2⁰ *jour*, diminution de 150 grammes. On lui fait boire au verre 20
à 30 grammes par tétée. Le méconium est rendu. L'enfant paraît avoir
un peu de difficulté à respirer, mais ne présente pas de tirage. Température normale.

Le 3⁰ *jour.* Le teint est plus pâle, il crie mal, pas de température.
Etat général qui ne paraît pas satisfaisant. M. Maygrier qui remplace le
Pʳ Budin fait mettre l'enfant en couveuse. L'examen général ne dénote
rien de spécial, l'auscultation permet de constater que la respiration
est très faible des deux côtés. Tr. : Bains, frictions, oxygène, gaz.
Température le soir 37°2. Augmentation de poids de 25 grammes.

Le 4⁰ *jour.* L'enfant se cyanose et a de la rend dspnée. Il y des mucosités sanguinolentes. On fait l'aspiration de ces mucosités et l'insufflation à plusieurs reprises. Injection de sérum de 15 grammes. Température du matin : 39° 5. Bains frais. Le soir à 4 heures : 39°. Meurt à 6 heures du soir.

Histoire anatomique. — A l'ouverture du thorax, on trouve du côté droit une couenne tapissant tout le plastron sterno-costal jusqu'à la ligne médiane. Une couenne analogue recouvre la surface du poumon et les espaces interlobaires ; il existe de ce côté et dans la cavité thoracique droite un *liquide séro-purulent que l'on peut évaluer à un verre à liqueur.* Au fond du liquide, il existe des fausses membranes qui présentent la même couleur, jaune blanchâtre que la couenne. Celle-ci se détache très facilement de la paroi thoracique. Un point induré dans le poumon droit, rien du côté gauche.

L'examen histologique a permis de constater que cette couenne était formée de fibrine formant une coque à la surface du poumon qui, dans ses alvéoles périphériques, présente une desquamation assez prononcée pour les remplir par endroit.

L'examen bactériologique du pus a permis de déceler la présence du staphylocoque blanc et doré.

Telles sont les constatations qui ont été faites dans le service de M. Budin pour ces six observations. On voit que la quantité de pus a été très variable suivant les cas, et qu'elle n'a pas toujours été en rapport avec l'âge de l'enfant. Le plus souvent de très faible quantité, une cuiller à café, une cuiller à soupe, 20 grammes, elle n'a jamais dépassé la quantité d'un verre à Bordeaux qu'elle n'a atteint que dans un cas.

Comme dans les autres cas de pleurésie purulente chez l'enfant et l'adulte, on a pu constater l'existence d'un processus phlegmasique déterminé au voisinage de la plèvre viscérale dans les alvéoles pulmonaires périphériques, en dehors des cas où l'on a retrouvé dans le poumon des lésions de pneumonie et de bronchopneumonie.

L'examen bactériologique de ces cas, lorsqu'il a été pratiqué, a permis de trouver à l'état de pureté, dans deux cas, le streptocoque pyogène, le staphylocoque blanc et doré dans un cas, le pneumocoque dans un cas. Koplick[1] a rapporté ainsi l'existence du streptocoque dans un cas, du staphylocoque doré dans un cas, du pneumocoque dans deux cas, et il s'agissait dans ces cas, comme dans le cas de Brindeau, de Breton[2], d'enfants qui présentaient en même temps des lésions de broncho-pneumonie. La détermination pleurale due au pneumocoque chez le nouveau-né et le nourrisson

[1] Koplik, *Etiologie of Empyema in children, in Americ. journal of med. sc.,* 1891, juillet, p. 151.

[2] Breton, *Traitement de la pleurésie purulente chez l'enfant, in Revue des maladies de l'enfance,* 1892, p. 69.

n'a pas encore été signalée comme manifestation unique et primitive. Il s'agissait donc de pleurésies para- ou méta-pneumonique. Signalons enfin que, dans tous les cas, ces infections ont été des infections pures, et que jusqu'ici et pour cet âge, on n'a pas encore noté d'infections microbiennes mixtes.

Symptômes. — La pleurésie purulente du nouveau-né et du nourisson a ses signes qu'il est impossible de méconnaître lorsqu'on pense à cette affection, et nous ne pouvons admettre, avec M. Sevestre [1], que les cas de pleurésie qui se développent dans les premiers mois « n'aient guère d'intérêt qu'au point de vue anatomo-pathologique : ce sont des trouvailles d'autopsie. » De nombreux auteurs allemands ont fait le diagnostic et institué un traitement chez des enfants âgés de moins de quelques mois. Ces résultats doivent nous encourager à songer à l'existence d'un épanchement pleurétique, à le reconnaître et à le traiter.

Chez le nouveau-né, plus encore que chez le nourrisson, il faut attacher une grande importance aux modifications de l'état général, et c'est ici qu'il faut répéter encore une fois que lorsqu'un nouveau-né est malade, il faut examiner successivement tous ses organes. Il n'y a pas en effet de signes qui attirent d'emblée l'attention du côté de la poitrine ; mais un examen méthodique permet de déceler, chez lui comme chez le nourrisson, des signes physiques qui ont leur importance. Si vous débarrassez complètement l'enfant de son maillot, on constate que le thorax, d'un côté, présente un peu plus de dilatation que de l'autre (Bricheteau, Sevestre) ; les espaces intercostaux font une saillie légère d'autant plus facile à apprécier que l'ensemble du thorax, de ce côté, jouit d'une certaine immobilité. A ces symptômes, il faut ajouter un signe que l'on rencontre souvent lorsque la respiration est gênée chez l'enfant, que cette gêne ait son origine dans la plèvre, le poumon ou la trachée : c'est la présence de tirage sous-sternal avec participation dans quelques cas de la dépression de la partie inférieure du sternum.

La percussion, pratiquée très superficiellement comme toujours chez l'enfant dont le thorax résonne trop facilement, permet de reconnaître l'existence de matité ou de submatité en même temps qu'elle arrache, dans certains cas et dans quelques points des cris à l'enfant, ou des mouvements de retrait et de défense. Ces manifestations peuvent faire penser qu'il existe, en ce lieu, un point de

[1] Sevestre, *La pleurésie de la première enfance. Diagnostic et traitement*, in *Revue générale de clinique et de thérapeutique*, 1887, n° 43, p. 657 et n° 45, p. 693.

côté. La recherche des vibrations thoraciques ne donne aucun renseignement, à moins que l'enfant soit atteint depuis peu, e que ses cris soient encore assez forts. Bricheteau, cependant, signale, dans un cas de pleurésie purulente gauche primitive, la constatation de la disparition des vibrations thoraciques, tandis que le côté droit vibrait fortement.

L'auscultation permet de constater, suivant l'abondance de l'épanchement, soit la diminution seulement de la respiration, soit sa disparition totale. Lorsqu'elle existe et que l'épanchement n'est pas trop considérable, ce qui est en général de règle, elle prend un caractère bronchique (Bricheteau, Bouchut), sans présenter aucun mélange de râles. Plus tard ce caractère bronchique disparaît avec l'augmentation de l'épanchement (Bouchut).

Tels sont les signes thoraciques. Ajoutez-leur certains signes généraux que l'on retrouve lorsque le nourrisson est malade, la pâleur et l'immobilité de la face, l'amaigrissement se traduisant par le croisement des sutures et la chute du poids, les tétées plus capricieuses, les troubles intestinaux, la diarrhée. La dyspnée n'apparaît pas dès le début, et, dans une des observations citées plus haut, elle ne survint que le jour de la mort; elle a besoin, pour se produire, que l'épanchement ait déjà une certaine abondance pour la capacité pleurale, et elle se traduit ici, comme dans toutes les affections thoraciques, par ses caractères ordinaires : battements des ailes du nez, respiration saccadée, haletante et superficielle.

La fièvre peut donner aussi des renseignements précis. En général, elle n'est pas si tenace et si élevée que dans la broncho-pneumonie. Elle présente des oscillations et des rémissions plus franches, les caractères distinctifs perdent leur importance lorsque la pleurésie est secondaire.

Tels sont les signes auxquels on doit attacher de l'attention pour porter le diagnostic. Les oscillations thermiques, dans certains cas la coexistence d'un œdème de la paroi thoracique qui manque souvent et qui d'ailleurs n'est pas pathognomonique, la plus grande fréquence dans le bas âge de la purulence nous font penser au diagnostic de pleurésie purulente et l'on est en droit de faire une ponction exploratrice lorsqu'on a éliminé le diagnostic de bronchite simple et de broncho-pneumonie. La première affection se rencontrera chez un enfant qui ne présente pas de troubles généraux ou qui en présentent de légers et dans la poitrine duquel vous entendrez des ronchus dans les deux poumons. La sonorité est restée normale. L'enfant a pu présenter, à un moment, un léger mouvement fébrile, qui a disparu.

La broncho-pneumonie a une température élevée, constante, qui ne cède pas, elle s'accompagne de troubles généraux marqués. La dyspnée est plus prononcée. L'auscultation de la respiration, permet de reconnaître, dans les deux poumons, l'existence de râles fins à côté de râles plus gros et plus humides, et l'auscultation, répétée à différents moments, permet de reconnaître la mobilité des signes constatés à des examens antérieurs. Le diagnostic de la coexistence de pleurésie et de broncho-pneumonie est plus difficile à porter. Si l'on a suivi l'enfant, on a vu successivement apparaître, dans un des côtés de la poitrine, des signes nouveaux qui modifient le thorax et qui masquent les signes antérieurement fournis par l'auscultation. Dans le cas où on n'a pas assisté à l'évolution de la maladie, et s'il reste des doutes, il ne faut pas hésiter à pratiquer une ponction aseptique exploratrice.

Le pronostic de la pleurésie purulente est très grave, et, sans nous arrêter à établir des proportions de mortalité, nous pouvons dire que *toute pleurésie non traitée tue l'enfant*. Dans aucun cas nous n'avons relevé, comme on le voit chez l'enfant plus âgé, une terminaison spontanée par vomiques ou fistule thoracique. Tous les enfants abandonnés à eux-mêmes sont morts, tous les enfants traités n'ont pas guéri, mais la proportion des enfants sauvés a été tellement grande qu'on n'a plus le droit, chez le nouveau-né ou le nourrisson, de ne pas lui offrir cette chance de survie.

Le traitement de la pleurésie purulente a été assez discuté pour que nous ne soyons pas forcé d'entrer dans de longs commentaires. Chez le nourrisson et le nouveau-né on a préconisé successivement la ponction suivie de la mise à demeure d'un tube de drainage, le subsaqueous drainage, l'empyème. Toutes ces interventions ont été faites sans examen bactériologique préalable.

Quels ont été les partisans de ces différentes interventions et quels ont été les résultats obtenus. A laquelle de ces interventions nous rattachons-nous ?

La ponction simple, l'aspiration fut pratiquée dans le cinquième ou sixième espace intercostal en avant, ou au niveau de la ligne axillaire par Baginsky, par Geiza Faludi [1], par Hunt, par Lindner, par Lœb [2], par Rehn (3 fois), par Schenker, par

---

[1] Geiza Faludi, *Pester. med. chir. Presse*, 1876, n° 44.

[2] Lœb, *Die operative Behandlung eitriger Brustfellexsudate in Kindesalter*, *Jahrbuch. f. Kinderheilkunde*, 1879, Bd. XII, p. 240.

Breton et Cadet de Gassicourt, par d'Espine [1]. Un certain nombre de cas guérirent après une, ou deux ponctions. Dans un certain nombre d'autres (Lindner, Rehn), on fut forcé de faire l'empyème plus tard.

La ponction suivie de drainage permanent a été employée chez le nouveau-né par Simmonds, Kussmaul [2], Schenker, Vogel, Philippart [2]. Ce mode d'intervention n'est pas satisfaisant, c'est une ponction insuffisante, suivie d'un drainage insuffisant. A ce mode d'intervention se rattache le procédé anglais, le subsaqueous drainage, préconisé par Playfair [4], Fagge, Goodhart. La lecture de deux observations où ce procédé a été employé et suivies de mort nous permettra de ne pas le décrire. C'est d'ailleurs un procédé auquel on peut faire les reproches que nous faisions à la ponction suivie de drainage.

Il nous reste alors l'empyème. C'est l'opération à laquelle se sont ralliés tous les auteurs : Wagner [5], Fraentzel, Koemg [6], Göschel [7], Mugge [8], Philippart, Schenker, Lindner, Brédert [9], Baquinsky, Loeb, Lévi [10], Bartels [11], Zéroni [12], Ewald [13], Gerhardt [14], Comby [15].

C'est l'opération à recommander. On doit en effet se baser le traitement de la pleurésie purulente du nouveau-né et du nourrisson sur les considérations qui règlent le traitement de la pleurésie purulente chez l'adulte.

[1] D'Espine et Picot, *Manuel pratique des maladies de l'enfance*, 1889, p. 780.

[2] Kussmaul, *Sechzeln Beobchtüngen von Thoracentese bei Pleuritis Empyem und Pyopneumothorax in D. Arch. f. kl. Méd.*, Bd., IV, S. 1.

[3] Philippart, *Deux observations de pleurésie purulente traitée par l'empyème chez de jeunes enfants. Bulletin médical du Nord*, juillet, 1883, p. 253.

[4] Playfair, *A case of Empyema treated by peracenteus and subsaqueous drainage in Lancet*, 1871, 12 août p. 219.

[5] Wagner, *Volkmann's. Samlung Klinischer Vortrage*, 1881, 24 mai, n° 197.

[6] König, *Noc einmal die Frage der Empyem operation. Centralblatt f. chirurgie*, 1880, p. 769.

[7] Göschel, *Erwiderung, die antiseptische Radical Operation des Empyems betreffend in Berl. kl. Woch.*, n° 36, p. 513.
Zur antisepticher Behandlung des Empyems der Kinder in Berl. kl. Woch., n° 51, p. 757.

[8] Mugge, *Ueber die Operation des Empyems in Berl. kl. Wochenschrift*, 1881, n° 11, p. 145.

[9] Biedert, *Die Empyemoperation bei Kindern. Arch. f. Kinderheilkunde*, 1882, p. 115.

[10] Levi, *Cura rapida e felice di Empyema sinistro in una bambina di nove mesi e relative considerazioni e proposta. Le Sperimentale*, juillet, 1879, p. 53.

[11] Bartels, *Ueber die operativ Behandlung der entzündlichen Exsudate in Pleurasack. Deutsch. Arch. f. kl. med.*, Bd. IV, S. 263.

[12] Zéroni, *Das Pleuritis Exsudat. u. die Thoracentesis*, 1876, p. 67.

[13] Ewald, *Neueste Bande der Charité Annalen*, II, Jahrg, p. 178.

[14] Gerhardt, *Lehrb. f. Kinderkranheiten. 2. Auflage*, III, p. 358.

[15] Comby, *Traitement de la pleurésie purulente chez les enfants, Bull. de la Soc. méd. des hôpitaux*, 1891, 3 avril, p. 148.

Si la ponction dans quelques cas (qui devaient être des pleurésies à pneumocoques, l'examen bactériologique ne fut pas fait sauf dans le cas de Breton et de Cadet de Gassicourt) a pu donner un bon résultat, elle a été insuffisante dans beaucoup d'autres et a été suivie de l'empyème.

C'est que l'empyème est la seule opération qui permette une évacuation complète de la poche purulente, la présence de fausses membranes presque constante chez le nouveau-né et le nourrisson rendent tout autre traitement le plus souvent inutile. Cet empyème sera fait dans le 5ᵉ ou 6ᵉ espace intercostal (Wagner), dans le neuvième jour d'autres auteurs.

De plus, il paraît encore plus indiqué chez le nouveau-né et le nourrisson que chez l'adulte à cause de l'étroitesse des espaces intercostaux de pratiquer une résection costale partielle. Péron[1] conseillait déjà chez l'enfant cette résection. Elle me paraît devoir donner des résultats excellents chez le nouveau-né et le nourrisson. L'intervention consistera donc après l'incision des téguments à attaquer la côte par deux traits verticaux séparés par un intervalle de 2 centimètres à 3 centimètres. Ces incisions verticales libèrent le periostе. Réunissez-les par une incision transversale, parallèle au bord de la côte ; avec une rugine relevez et rabattez les deux lambeaux periostés. Glissez des ciseaux un peu forts entre le périoste et la face interne de la côte et coupez. Le fragment enlevé, incisez le périoste de la face interne de la côte et la plèvre pariétale.

Doit-on faire des lavages après l'opération ? Dans le cas où l'on a affaire à une pleurésie purulente d'origine aiguë, ils ne sont pas nécessaires. Dans les cas où l'épanchement est fétide ou d'origine tuberculeuse, ils doivent être employés et l'on se sert alors des solutions employées chez l'adulte.

---

[1] Peron, *Du traitement des pleurésies purulentes chez les enfants*, in Gaz. *méd. de Paris*, 28 avril, 1894, nᵒ 17, p. 194.

www.ingramcontent.com/pod-product-compliance
Ingram Content Group UK Ltd.
Pitfield, Milton Keynes, MK11 3LW, UK
UKHW020206080726
13614UKWH00006B/2642